BEI GRIN MACHT SICH IHR WISSEN BEZAHLT

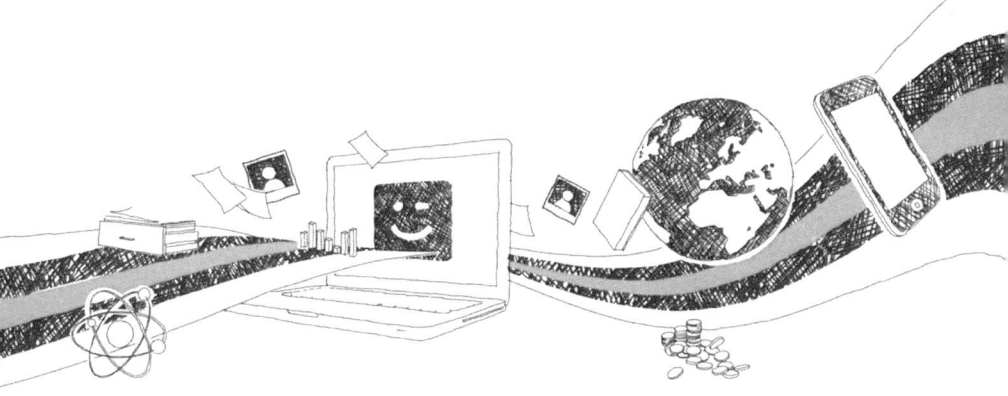

- Wir veröffentlichen Ihre Hausarbeit, Bachelor- und Masterarbeit

- Ihr eigenes eBook und Buch - weltweit in allen wichtigen Shops

- Verdienen Sie an jedem Verkauf

Jetzt bei www.GRIN.com hochladen und kostenlos publizieren

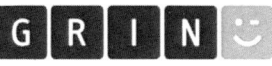

Christopher Neht

Der Begriff Gesundheit in den angewandten Gesundheitswissenschaften

GRIN Verlag

Bibliografische Information der Deutschen Nationalbibliothek:

Die Deutsche Bibliothek verzeichnet diese Publikation in der Deutschen Nationalbibliografie; detaillierte bibliografische Daten sind im Internet über http://dnb.d-nb.de/ abrufbar.

Dieses Werk sowie alle darin enthaltenen einzelnen Beiträge und Abbildungen sind urheberrechtlich geschützt. Jede Verwertung, die nicht ausdrücklich vom Urheberrechtsschutz zugelassen ist, bedarf der vorherigen Zustimmung des Verlages. Das gilt insbesondere für Vervielfältigungen, Bearbeitungen, Übersetzungen, Mikroverfilmungen, Auswertungen durch Datenbanken und für die Einspeicherung und Verarbeitung in elektronische Systeme. Alle Rechte, auch die des auszugsweisen Nachdrucks, der fotomechanischen Wiedergabe (einschließlich Mikrokopie) sowie der Auswertung durch Datenbanken oder ähnliche Einrichtungen, vorbehalten.

Impressum:

Copyright © 2013 GRIN Verlag GmbH
Druck und Bindung: Books on Demand GmbH, Norderstedt Germany
ISBN: 978-3-656-64133-9

Dieses Buch bei GRIN:

http://www.grin.com/de/e-book/271827/der-begriff-gesundheit-in-den-angewand-ten-gesundheitswissenschaften

GRIN - Your knowledge has value

Der GRIN Verlag publiziert seit 1998 wissenschaftliche Arbeiten von Studenten, Hochschullehrern und anderen Akademikern als eBook und gedrucktes Buch. Die Verlagswebsite www.grin.com ist die ideale Plattform zur Veröffentlichung von Hausarbeiten, Abschlussarbeiten, wissenschaftlichen Aufsätzen, Dissertationen und Fachbüchern.

Besuchen Sie uns im Internet:

http://www.grin.com/

http://www.facebook.com/grincom

http://www.twitter.com/grin_com

HOCHSCHULE FÜR ANGEWANDTE WISSENSCHAFTEN HAMBURG
FAKULTÄT LIFE SCIENCES
STUDIENGANG GESUNDHEITSWISSENSCHAFTEN

Der Begriff der Gesundheit in den Angewandten Gesundheitswissenschaften

Autor: Christopher Neht

Modul: Einführung in die Gesundheitswissenschaften und Public Health (GPH)

Semester: Wintersemester 2012/13

22.02.2013

Der Begriff der Gesundheit in der angewandten Gesundheitswissenschaft.

Christopher Neht Gesundheitswissenschaften WS 12/13

Der Begriff der Gesundheit wird nicht nur in den Gesundheitswissenschaften, sondern auch in vielen anderen wissenschaftlichen Bereichen unterschiedlich beschrieben.
Doch wie sehen die angewandten Gesundheitswissenschaften diesen Begriff und welche fachspezifischen Anforderungen werden an die Gesundheit gestellt?
In Bezug auf die soeben genannte Fragestellung, wird versucht eine passende Antwort zu formulieren.
Die Antwort wird aus verschiedenen Sichtweisen auf Theorien und Definitionen erläutert.

Viele Wissenschaften haben ihr eigenes Verständnis von Gesundheit. Aus diesem Grund fallen die Definitionen so unterschiedlich und mit so verschiedenen Schwerpunkten aus. So spiegelt sich in der Definition der Medizinsoziologie mehr das soziale wieder und in der Definition der WHO das gesamt Menschenbild.
Eine bekannte Definition von Gesundheit aus der Medizinsoziologie von T.Parson lautet: „Gesundheit ist ein Zustand optimaler Leistungsfähigkeit eines Individuums, für die wirksame Erfüllung der Rollen und Aufgaben für die es sozialisiert worden ist."(Gesundheitsinformationsdienst, Zugriff 19.11.2012)
In dieser Definition wird der Mensch als Leistungswesen betrachtet. Erst wenn er seine Leistungen nicht mehr erfüllen kann ist er krank bzw. nicht mehr gesund.
Ein wichtiger Punkt in Bezug auf die Gesundheit ist der psychische Zustand und das soziale Umfeld. Diese spielen in der heutigen Gesellschaft eine wichtige Rolle, da die Belastung durch Arbeitszeit und Stress an dem Arbeitsplatzstetig zunimmt (Techniker Krankenkasse, Seite 12, Zugriff 2013). Der Mensch kann seine Leistungen bringen, sich dabei aber unwohl und/oder krank fühlen.

In der Philosophie wird der Begriff der Gesundheit vordergründig auf das Wohlergehen, welches sich der einzelne Mensch selbst zuschreibt bezogen. Die Definition aus der Philosophie von Friedrich Nietzsche lautet: „Gesundheit ist dasjenige Maß an Krankheit, das es mir noch erlaubt, meinen wesentlichen Beschäftigungen nachzugehen." (Ulrike Lehmkuhl, Seite 14)
Es geht sehr deutlich hervor, dass es sich um ein Selbstgeschriebenes Maß handelt, es ist also frei wählbar bis zu welchem Zustand man sich selbst noch als Gesund oder nicht Krank bezeichnet.
Zudem eigenen Maß wird noch die Beschäftigung mit einbezogen, sie werden als wesentlich gekennzeichnet, dies lässt auf Beschäftigungen schließen die es möglich machen zu Leben. Diese wären Essen, Trinken und schlafen.

Hurrelmann schrieb 1990 über die Gesundheit: „ Zustand des objektiven und subjektiven Befindens einer Person, der gegeben ist, wenn diese Person sich in den physischen, psychischen und sozialen Bereichen ihrer Entwicklung im Einklang mit den eigenen Möglichkeiten und Zielvorstellungen und den jeweils gegebenen äußeren Lebensbedingungen befindet." (Bmffsj, Zugriff 19.11.2012)
Diese Begriffserklärung ist weitaus besser, da sie viele Aspekte der Gesundheit abdeckt.
Aus dieser geht hervor, dass Gesundheit nicht nur etwas mit der Leistungsfähigkeit, sondern auch mit dem eigenen Befinden zu tun hat. Es wird beschrieben, dass der psychische, physische und soziale Bereich miteinander im Einklang sein muss.

Eine weitere interessante Erläuterung ist die von Mahatma Ghandi: „Gesundheit heißt, man muss sich wohlfühlen, sich frei bewegen können, guten Appetit haben, normal in sein Funktionen sein und daher keinen Arzt aufsuchen müssen"(Heiko Waller , Seite 9)
Für den kulturellen und geschichtlichen Hintergrund in dem Ghandi gelebt hat sind diese Punkte sehr wichtig.
Sie beschreiben die Freiheit des Menschen und das diese einen großen Beitrag zur eigenen Gesundheit leisten. Für die heutigen Gesundheitswissenschaften sind diese Aspekte zwar wichtig, aber zumindest in Deutschland nicht mehr Ausschlag gebend, da sich hier jeder frei bewegen kann.

Die wohl bekannteste Definition von Gesundheit ist die der WHO aus dem Jahr 1946: „Gesundheit ist ein Zustand vollkommenen körperlichen, geistigen und sozialen Wohlbefindens und nicht allein das Fehlen von Krankheit und Gebrechen."(Rainer Hornung, Seite 17)
Diese Definition ist wohl die vollkommenste in Bezug auf die Gesundheitswissenschaften aus unterschiedlichen Gründen, die ich im Folgenden erläutern werde.
Zu einem deckt sie das seelische, körperliche und geistige Wohlbefinden ab.
Zum anderen ist es sehr wichtig das Gesundheit nicht das Fortbleiben von Krankheiten bedeutet.
Aber auch in dieser Begriffserläuterung gibt es Mängel, welche ich nun kurz wiedergeben werde.
So wird das Wort „vollkommen" verwendet, welches nicht passend exakt zutreffend ist. In dem hier angewendeten Kontext ist es schwer einen Bezug zur Gesundheit herzustellen. Durch das Wort „vollkommen" wir an einen utopischen Zustand erinnert.
Trotz dieses utopischen Begriffs, ist die Definition bis heute noch aktuell.

Nicht nur die verschiedenen Definitionen erlauben der Gesundheit unterschiedliche Dimensionen anzunehmen, hinzu kommen noch mehrere Theorien in denen Gesundheit aus anderen Blickwinkeln betrachtet wird. Die verbreiteste Theorie ist die Salutogenese nach Antonovsky. In der Salutogenese wird Gesundheit nicht nur als Gegenteil vom Kranksein bezeichnet, sondern als eigenständiger

Begriff gesehen. Sie wird unabhängig vom Krankheitsstatus betrachtet. Dieser Aspekt ist sehr Interessant, denn auch bei einer Krankheit, wie z.b. einer Erkältung, kann der Mensch sich gesund fühlen. Seine Psyche kann vollkommen Fit sein, der Mensch ist also nur zum Teil beeinträchtigt. Stellt man jetzt einen Bezug zu den unterschiedlichen Definitionen von Gesundheit her, wird erneut deutlich, dass die Definitionen diesen Aspekt nicht berücksichtigen. So beschriebt die WHO Gesundheit als einen vollkommenen Zustand in allen Aspekten, körperlich, geistig und sozial. Diese Theorie zeigt allerdings, dass Gesundheit nicht vollkommen sein muss.

Gesundheit ist nach Antonovsky ein Kontinuum auf dem wir uns hin und her bewegen (Beate Blättner, Heiko Waller, Seite 18). Auf der einen Seite geht es um das Gesund sein und das Wohlbefinden. Im Gegensatz dazu stehen Kranksein und Unwohlsein. Zwischen diesen zwei Polen bewegt sich der Mensch sein Leben lang, Diese beiden Pole werden als Ressourcen und Risiken gesehen. Der Überbegriff dieser Pole ist die Determinante, diese sind Eigenschaft oder auch Zustände die vom Menschen direkt beeinflussbar sind oder von der Gesellschaft geformt werden. Zu diesen Determinaten zählt zum Beispiel die Arbeitslosigkeit, sie wird auf die soziale Gesundheit bezogen (Beate Blätner, Heiko Waller, Seite 89). Der Mensch der Arbeitslos wird kann zum einen eine Gesundheitliche Ressource bekommen. Er unterliegt nicht mehr dem Stress der Arbeit und hat eventuell mehr Zeit für andere Dinge. Zum anderen kann sie aber auch zu einem Risiko werden, denn je nach Veranlagung kann der Zustand des „ nicht gebraucht Werdens" die Gesundheit negativ beeinflussen.

Für die angewandte Gesundheitswissenschaft sind diese zwei Pole sehr wichtig, denn es ermöglicht eine neue Sicht auf die Gesundheit. Dieser Blickwinkel erlaubt es, bei der Prävention viel früher ansetzten zu können und die Menschen besser zu unterstützen. Die Hauptfrage der Salutogense ist: Wie entsteht Gesundheit(Petra Kolip)? An Hand dieser Fragestellung wird deutlich, dass die Gesundheit im Vordergrund steht. Es wird versucht einen Menschen gesund zu machen bzw. vorbeugend zu wissen wann ein Mensch gesund ist.

Der Vorgänger der Salutogenese ist die Pathogenese. In der Pathogenese hingegen ist die Frage zur Krankheit hin gerichtet: Wie entsteht Krankheit(Petra Kolip, Seite 198)? Bei dieser Fragestellung handelt es sich darum mehr über Krankheiten zu erfahren und deren Ursprung zu untersuchen. Die Frage nach der Gesundheit ist nicht mit inbegriffen.

In der heutigen Gesellschaft ist die Frage nach der Gesundheit allerdings vorrangig. Die Bevölkerung wird zunehmend älter, aber auch die Gebrechen im Alter nehmen zu. Dennoch heißt alt werden nicht gleich Kranksein (Robert-Koch-Institut, Zugriff 3.1.13).
Was den Menschen gesund hält oder ihn gesund werden lässt, wird als Gesundheitsressource bezeichnet.

Gesundheitsressourcen sind Einflussfaktoren auf die Gesundheit, die so eine Gestaltung des eigenen Lebens als sehr wichtige Ressource der Gesundheit interpretieren (Beate Blättner, Heiko Waller, Seite 90). Zum heutigen Zeitpunkt ist jedoch mehr über die krankmachenden Gesundheitsrisiken bekannt. Die Risiken sind der Gegenpol zu den Ressourcen, sie sind die krankmachenden Einflussfaktoren, wie z.B. rauchen.
Es wird oft in der Prävention davon gesprochen diese Risiken einzudämmen. Man spricht dann von Gesundheit durch ausbleiben von Krankheit.

Die aufgeführten Punkte bringen der aufgeführten Fragestellung keine eindeutige Lösung. Der Begriff Gesundheit wird weiterhin sehr vielbeschichtet sein, desweiteren bringen auch die Theorienkeine eindeutige Identifizierung des Begriffes. Interessant ist der derzeitige Umgang mit den Risiken und Ressourcen von Gesundheit, über diese müssen in den nächsten Jahren mehr herausgefunden werden. Nur mit neuen Ergebnissen hinsichtlich dieser Ressourcen ist es möglich den Menschen auch in den nächsten Jahrzehnten vorbeugend helfen zu können.

Literaturverzeichnis:

http://www.gesundheitsinformationsdienst.de/
Zugriff 19.11.2012

Beate Blättner, Heiko Waller, Gesundheitswissenschaften: Eine Einführung in die Grundlagen, Theorie und Anwendung, 5. Auflage, Seite 18

Beate Blättner, Heiko Waller, Gesundheitswissenschaften: Eine Einführung in die Grundlagen, Theorie und Anwendung, 5. Auflage, Seite 88

Beate Blättner, Heiko Waller, Gesundheitswissenschaften: Eine Einführung in die Grundlagen, Theorie und Anwendung, 5. Auflage, Seite 89

http://www.bmfsfj.de/doku/Publikationen/genderreport/8-Gesundheitsstatus-und-gesundheitsrisiken-von-frauen-und-maennern/8-1-einleitung.html
Zugriff 19.11.2012

https://www.tk.de/centaurus/servlet/contentblob/164766/Datei/18738/TK_Pressemappe.pdf
Zugriff 24.01.1213

Heiko Waller, Gesundheitswissenschaft: Eine Einführung in Grundlagen und Praxis, 2. Auflage, Seite 9

Petra Kolip, Gesundheitswissenschften: Eine Einführung, Seite 198

Rainer Hornung, Judith Lächler, Psychologisches und soziologisches Gesundheits- und Krankenpflegeberufe, 9.Auflage, Seite 17

Ulrike Lehmkuhl, Die Gesellschaft und die Krankheit: Perspektiven und Ansichten der Individualpsychologie, Erscheinungsdatum 2005, Seite 14

URL:

http://www.rki.de/DE/Content/Gesundheitsmonitoring/Gesundheitsberichterstattung/GesundAZ/Content/A/Alter/Inhalt/gesundheit_alter_inhalt.html, Zugriff: 3.1.12